# Abnehmen mit Motivation

## Abnehmen ist Kopfsache

Trainiere dein Gehirn zu Höchstleistungen

Frank Mayer

# Inhalt

# Einleitung

Es gibt kaum ein Thema, über das man so viel hört, sieht und liest wie über das Abnehmen und das schon seit vielen Jahren. So gut wie jeder hat schon mal über eine Diät nachgedacht und ein Großteil davon will auch ernsthaft und langfristig abnehmen. Immer weiter steigt die Zahl der Übergewichtigen, aber ebenso steigt auch immer weiter die Zahl der Programme und Diäten gegen Übergewicht. So wie in der Vorstellung funktionieren diese Diäten aber leider nicht. Eine erfolgreiche und langfristige Diät funktioniert nur, wenn man sich immer wieder motiviert und immer sein Ziel vor Augen hält. Die wahre Diät beginnt bereits im Kopf.

## Was ist eine Diät?

Der Begriff Diät stammt von dem altgriechischen Wort "diata" und bedeutete so viel wie "Lebensführung" oder "Lebensweise". Noch heute beschäftigt sich die Diätetik mit der gesunden Ernährungs- und Lebensweise. Im deutschsprachigen Raum bezeichnet der Begriff Ernährungsformen, die entweder zu einer Gewichtsabnahme oder zu einer Gewichtszunahme führen. Bei einer Diät wird die Ernährung längerfristig verändert, anders als beim Fasten, wohingegen nur vorübergehend auf Lebensmittel verzichtet wird.

Bei jeder Diätform, egal ob Gewichtsabnahme oder Gewichtszunahme, kommt es zu einer Veränderung relativen Anteil des Nahrungsbestandteils. Die Reduktionsdiät führt, wie der Name schon sagt, zu einer Reduktion des Körpergewichts. Es gibt unzählige Reduktionsdiäten, doch nur wenige davon sind wissenschaftlich überprüft. Manche Diätformen gelten sogar als gesundheitsgefährdend. "Trendiäten" sind nicht nur wenig sinnvoll und gefährlich, sondern auch nicht langfristig und nachhaltig.

Eine erfolgreiche Diät sollte bedeuten, dass sich die eigene Ernährungsweise langfristig und dauerhaft ändert und man sich dabei wohlfühlt. Quälen sollte man sich mit Diäten nicht. Besser ist eine harmlosere Diät, bei der man einen Fortschritt erkennt, aber nicht darunter leiden muss.

Doch was passiert bei einer Diät im Körper?

Bei einer Reduktionsdiät kann es durchaus passieren, dass in den ersten Tagen schon die Kilos fallen. Das hat aber nichts mit Gewichtsabnahme zu tun. In den ersten Tagen verliert man hauptsächlich nur Wasser, da die deutlich geringere Kalorienzufuhr, anfangs nur den Zuckerspeicher leert, der zum größten Teil aus Wasser besteht. Ein weiterer Faktor, der in den ersten Tagen zu einem Gewichtsverlust führt, ist die geringere Salzzufuhr zum Körper. Ist weniger Salz im Körper vorhanden, kann das Salz weniger Wasser binden, was dazu führt, dass sich weniger Wasser im Körpergewebe befindet. Nach etwa dem dritten Tag beginnt der Körper Eiweiß abzubauen, um Energie zu gewinnen, da die Zuckervorräte nach diesem Zeitraum meist vollständig erschöpft sind. Die Fettreserven werden erst als letzter Energiespeicher verwendet und abgebaut.

## Wieso die meisten Diäten nicht funktionieren

Man soll auf Zucker, Kohlenhydrate, Alkohol, Kaffee verzichten. Dass das nicht funktionieren kann, ist vollkommen verständlich. Eine so plötzliche Veränderung deiner Ernährungsweise stresst nicht nur dein Hirn, sondern bringt deinen gesamten Körper aus dem Gleichgewicht. Wird auf einmal deutlich weniger Energie aufgenommen und womöglich auch mehr verbraucht, ist am Ende des Tages verständlicherweise keine mehr übrig. Die abrupte Ernährungsumstellung ist nicht nur eine Kopfsache. Es muss erst die körperliche Umgewöhnung überwunden werden. Bei einer Woche Powerdiät, bei der Intensivsport betrieben wird und auf so gut wie alle Lebensmittel verzichtet wird, purzeln zwar die Kilos runter, kommen aber auch genauso schnell wieder drauf. Auch Neujahrsvorsätze enden oft so wie sie angefangen haben. Man nimmt sich vor in diesem Jahr abzunehmen, hat aber beispielsweise noch Weihnachtsplätzchen Zuhause und verschiebt somit den Start der Diät immer weiter nach hinten, bis man aufgibt. Manche lassen auch das Abendessen weg, doch das führt meist nur dazu, dass die Kalorien bei Tag nachgeholt werden. Es kommt zu Heißhungerattacken bei denen eine Mahlzeit nach der anderen verputzt wird und erst endet, wenn einem übel wird. Schlussendlich kommt es bei all diesen Methoden zu Frustration, weil nichts funktioniert. Es fehlt die dauerhafte Motivation und das Ziel, um das zu erreichen, was man erreichen will. Man gibt auf, weil der Körper diesen Kampf auf Dauer gewinnt. Es kommt zum Jo-Jo-Effekt, bei dem das Endgewicht oft höher ist als das Startgewicht. Bei der Diät werden die Fettzellen geleert und werden kleiner. Wird wieder mehr gegessen, versucht der Körper so schnell wie möglich die Fettzellen wieder aufzufüllen. Dass der Körper die Fettzellen so schnell wie möglich wieder befüllen will, hat evolutionäre Gründe. Es wird versucht schnellstmöglich das Ausgangsgewicht zu erreichen, um auf die nächste Hungersnot vorbereitet zu sein. Nur eine geringe Überschreitung der benötigten Kalorienmenge kann dazu führen, dass die Fettzellen wieder vollständig aufgefüllt werden.

## Dein Warum

Frage dich zuerst, warum will ich abnehmen? Was gefällt mir nicht an mir? Will ich etwas für meine Gesundheit tun? Möchte ich zurück zu meiner alten Figur? Will ich bei Freunden imponieren? Möchte ich meine Traumfrau / meinen Traummann kennenlernen? Will ich endlich ein gesünderes Leben führen? Möchte ich mein Selbstbewusstsein stärken?

Jeder hat ein eigenes und ganz individuelles "Warum? ". Man kann nicht aus einem Buch herauslesen, was der Anlass für eine Diät ist. Es ist für jedem ein eigener Grund. Klar ist jedoch, dass eine Diät meist nur Vorteile mit sich bringt.

Erst wenn du dir dein eigenes "Warum? " gefunden und definiert hast, dann kannst du anfangen deine eigenen auf dich angepasste Diät planen. Hast du kein Ziel und keinen Grund eine Diät zu starten, wirst du keine Motivation dafür finden können. Nimm dir Zeit und schreibe dir jetzt dein "Warum? ". Es muss stark sein, denn sonst wird dir die allerbeste "Diät" nichts nutzen, um langfristig dran bleiben zu können!

**Was ist dein Ziel?**

Zwischen einem Vorsatz und einem Ziel ist ein deutlicher Unterschied. Vorsätze sind meist sehr spontane Gedanken und Traumvorstellungen, die einem oft beispielsweise zu Silvester in den Kopf schießen, während Ziele gut durchdacht werden müssen, um dieses Ziel auch verfolgen zu können. Stelle dir selbst ganz genau die Frage "Was genau ist das Ziel? ". Zieldefinition ist in diesem Fall sehr wichtig.

1. **Ziel definieren**: An welchem Datum möchte ich wie viel wiegen? Ein Ziel sollte immer ambitioniert und spezifisch sein! Ein Ziel hat immer Ort, Zeit und in diesem Fall Form und sollte genau an dich angepasst sein. Es sollte kein vorgegebenes Ziel sein und man sollte sich auch nicht unter Druck setzten lassen, wenn man sich noch nicht bereit dazu fühlt.

2. **Ziel Visualisieren**: Nutze deine Vorstellungskraft. Du musst dein zukünftiges Ich sehen können. Die Leichtigkeit spüren, an deiner Seite deine Traumfrau / deinen Traummann sehen. Stell dir deinen Traumkörper vor, den du dir schon immer gewünscht hast. Das Ganze nennt sich NLP!

3. **Sich verpflichten**: Jetzt kommt etwas zum Zug, dass dich antreiben wird. Nutze diese Technik unbedingt, aber sei bitte vorsichtig. Plane richtig! Verpflichte dich bei einem Freund oder einer Freundin, bei einem Familienmitglied oder bei Kollegen. Nenne ihnen dein Ziel und verpflichte dich somit etwas dir Unangenehmes zu machen falls das Ziel bis dahin nicht erreicht wird! Außerdem kannst du einen monatlichen Bericht vereinbaren, den du ihnen liefern musst. So bleibst du dran.

4. **Planen**: Breche dein Endziel hinunter auf 6 Monate, 3 Monate, 1 Monat, 1 Woche, 1 Tag. Beispiel: Was kann ich in den nächsten 6 Monaten tun, damit ich mein Jahresziel erreiche. Was muss ich tun, damit die Kilos weiter Purzeln und wie viel muss am Ende des Monats auf der Waage stehen, damit sich bis zum Ende das Wunschgewicht ausgehen kann. Brich es hinunter bis zum einzelnen Tag! So erstellst du dir einen Plan, der mit deinem Endziel harmonisiert. Plane aber die ersten 30 Tage als Puffer ein, dazu später mehr

5. **Umsetzen**: Take Action ist die Devise. Ohne Schweiß kein Preis. Die 72h Regel! Lege in den nächsten 72h los. Denn sonst schwindet die Chance auf den Abnehmerfolg!

## Führe ein Erfolgsjournal

Schreibe jeden Tag in ein leeres Buch, was du heute für deinen Körper gemacht hast. Zeichne regelmäßig deine Gewichtsabnahme darin auf, schreibe deinen Bauchumfang hinein und schreibe auch hinein, was du an dem Tag gegessen hast und welchen Sport du betrieben hast oder welche Übungen du gemacht hast. So lernst du deine Taten zu würdigen und dich selbst jeden Tag zu motivieren. In dieses Buch können auch zukünftige Mahlzeiten aufgeschrieben werden. Findet man In einer Zeitschrift oder im Internet ein interessantes Rezept, kann dieses dann zu den aufgeschriebenen Tagen zubereitet werden.

## Erinnere dich visuell

Hänge dir Beispielsweise ein Bild von deinem Traumkörper oder von deinem früheren, schlanken ICH an deinen Kühlschrank, um bei jedem Griff dorthin daran erinnert zu werden, was dein Ziel ist. So überlegst du dir ganz genau, was du aus dem Kühlschrank nimmst.

## Finger weg von der Waage

Vermeide es dich in den ersten 10 - 15 Tagen zu wiegen. Es ist nicht untypisch, dass in dieser Zeit noch keine Veränderungen sichtbar werden. Auch nach dieser Zeit maximal nur ein Mal pro Woche auf die Waage steigen oder noch besser wäre nur ein einziges Mal alle 2 Wochen. Ein tägliches Wiegen ist nicht zu empfehlen. Faktoren wie Wasseraufnahme und ein schwankender Hormonspiegel können das Körpergewicht stark verzerren.

## Erstelle ein Trackingboard

Erstelle dir eine Tabelle. Auf der senkrechten Achse wird das Gewicht, am besten in 0.5kg Schritten, aufgetragen und auf der waagrechten Achse die Kalenderwochen. So kannst du deine Erfolge deutlich verfolgen und siehst auf einen Blick deine Ergebnisse. Auch Gewichtszunahmen sind darauf deutlich zu sehen und geben neue Motivation. Ausschlaggebend ist aber nicht nur das Gewicht, da das Gewicht am Tag stark zunehmen oder auch abnehmen kann. Trinkt man bei Tag viel Wasser, so kann es beim Wiegen passieren, dass noch große Mengen Wasser im Körper vorhanden sind. Geachtet werden sollte also auch auf den Bauchumfang. In einer weiteren Tabelle können die Bauchumfänge niedergeschrieben werden. Ist bei beiden Tabellen ein ähnlicher Unterschied zu erkenn, kann man davon ausgehen, dass das Gewicht auch längerfristig verloren gegangen ist.

## Oh Nein! Ich nehme ja zu

Kein Stress. Wenn du Sport treibst dann kann das nämlich passieren. Das ist normal. Die Muskeln dehnen sich und sind schwerer als Fett! Lass also niemals die Waage allein entscheiden. Zeichne deshalb auch deinen Bauchumfang regelmäßig auf. Bei Frauen besteht ab 80 cm Bauchumfang ein Risiko. Bei Männern ab 94 cm. Abhängig ist dieser Wert zwar auch von Körpergröße und Körperbau, sollte aber nicht weit überschritten werden. Einen gesunden Bauchumfang als Referenz gibt es nicht. Es gibt aber diverse Rechenmethoden im Internet, die auf deine Körpergröße, dein Alter und dein Geschlecht angepasst werden können. So kann dein individueller, gesunder Bauchumfang ermittelt werden.
Wenn du aber ganz sicher gehen willst, dann kaufe dir eine gute Körperanalysewaage. Mein Geheimtipp:

**Omron BF 511**. Hat ein Top Preis Leistungsverhältnis!

## Lass es langsam angehen

Dein Körper ist noch nicht auf Abnehmen umgestellt. Das muss langsam passieren. Fällt es deinem Körper schwer, ist es keinen Schritt zu langsam am Anfang, also in den ersten 30 Tagen, nur einen bis zwei "Perfekte Tage" einzuplanen. Das sind die Tage, an denen du dich genau nach Vorschrift ernährst und etwas Sport treibst.
Nach den ersten 30 Tagen, erhöhst du dann die Anzahl der perfekten Tage je nach Bedarf und Fortschritt. So kann sich der Körper der Diät anpassen und du erleidest keine Hungerattacken! Sind schon früher deutliche Fortschritte erkennbar und hat man das Gefühl, schon früher für einen Tag mehr bereit zu sein, ist es umso besser, solange man es nicht übertreibt. Eine zu starke Veränderung bei den Essgewohnheiten, kann eine Gefahr darstellen. Setzt man den Körper unter Stress, kommt das System von Hunger und Sättigung ganz durcheinander. Beim Abnehmen wird der Körper eindeutige Signale senden. Lernt man diese Signale nicht kennen, kann es sogar gefährlich werden. Der plötzliche Gewichtsverlust kann zu Folge haben, dass der Kreislauf nicht lange mit macht oder der Jo-Jo-Effekt eintritt.

## Die richtige Ernährung

Um bei einer Diät erfolgreich sein zu können, muss man auch auf die richtige Ernährung achten. Ernährt man sich weiter von Fertigprodukten und Süßigkeiten, wird man selbst bei den größten körperlichen Anstrengungen erfolglos bleiben.

Welche Nahrungsmittel sollten nun also vermieden werden, welche genossen werden und welche sind sogar erwünscht?

Grundsätzlich vermieden werden sollten schlechte Kohlenhydrate und auch zu viel Zucker. Pizza, Lasagne, Schokolade und Gummibären haben bei einer erfolgreichen Diät eher weniger verloren. Fertigprodukte sollten so gut wie nie am Tisch landen. Die Inhaltsstoffe führen nicht nur dazu, dass das Gewicht steigt, sondern lassen einen auch müde und träge fühlen. Außerdem sind sie nur für kurze Zeit sättigend. Viele Menschen lesen die Kalorienangabe auf Tiefkühlprodukten nicht korrekt und verzerren so beispielsweise eine Tiefkühlpizza mit dem Glauben nur wenige Kalorien zu sich zu nehmen. Die Kalorienangabe auf der Vorderseite Tiefkühlpizza gibt aber oft nur eine Portion und keine ganze Pizza an, was oft nur einem Viertel einer Pizza entspricht.

Am täglichen Speiseplan sollten Milchprodukte, Gemüse und Obst stehen. Idealerweise werden pro Tag 3 Portionen Gemüse und 2 Portionen Obst gegessen. Sie enthalten reichlich Vitamine und Mineralstoffe und haben dabei auch noch wenig Kalorien. Milch, Käse und Joghurt enthalten Kalzium und Eiweiß. Gemüse. Obst. Ein regelmäßiger Verzerr von Fisch bringt genügend Jod, Selen und Omega-3-Fettsäuren. Mit Fleisch sollte etwas bewusster umgegangen werden. Es ist eine wichtige Proteinquelle und liefert viele B-Vitamine, ist aber bei großen Mengen auch risikoreich. 300 bis 600 Gramm pro Woche sollten ausreichen. Fette sollten bewusst gewählt werden. Ganz verzichten sollte man auf Fette aber nicht. Sie enthalten wichtige Fettsäuren. Anstatt den versteckten Fettsäuren, die in Fertigprodukten, Süßigkeiten und Wurst enthalten sind, sollten pflanzliche Öle wie zu Beispiel Rapsöl oder Olivenöl der regelmäßige Fettlieferant werden.

Eine weitere Sache, die beachtet werden sollte, ist, dass nicht hungrig eingekauft wird. Geht man mit leerem Magen einkaufen, ist man schneller dazu verleitet kleine Snacks und Süßigkeiten mitgehen zu lassen.

Auch wichtig ist, dass sich bei jeder Mahlzeit, wie der

Name schon sagt, Zeit genommen wird. Je langsamer gegessen wird, desto deutlicher sind die Sättigungssignale aus dem Darm und es wird weniger gegessen. Das Gehirn merkt erst nach 15 bis 20 Minuten, dass man satt ist. Wird auf einen langsamen und bewussten Verzerr geachtet, können auf bis zu 10% der täglich aufgenommenen Kalorien verzichtet werden, ohne einen Unterschied zu merken. Ist man beim Zunehmen der Mahlzeit abgelenkt oder macht dies nur nebenbei, tritt erst nach längerer Zeit ein Sättigungsgefühl auf.

Neben der bewussten Nahrungsmittelauswahl sollte auch darauf geachtet werden, dass ausrechend Wasser getrunken wird. Ein gesunder, ausgewachsener Mensch sollte pro Tag mindestens 1,5 Liter Wasser trinken. Es macht satt und hat keine Kalorien. Auf Limonaden und Alkohol sollte verzichtet werden.

Neben dem "Was esse ich? ", "Wann esse ich? " und dem "Wie esse ich? " gibt es auch noch die Frage "Auf welche Art esse ich mein Essen? ". Am besten selbst gekocht. Fertigprodukte enthalten oft viele Kohlenhydrate, Fette und viel Zucker. Diese Unmengen an Zucker und Fetten wirken sich schädigend auf das Gefäßsystem aus. Die Blutplättchen verkleben sich und bilden kleine Thromben. Es kommt zu einer Gefäßentzündung und zu Atherosklerose. Die Mengen an Kohlenhydraten, die durch Tiefkühlpizza und anderen Produkten aufgenommen werden, führen dazu, dass das Gewicht weiter steigt oder zumindest nicht weniger wird.

Neben dem gesundheitlichen Aspekt gibt es auch noch viele weitere Gründe warum von den Fertigprodukten und Fast-Food abgeraten werden sollte. Hat man einmal etwas selbst gekocht, kann man gar nicht genug davon haben. Man weiß jedes Gewürz und jedes Gemüse, welches im Gericht enthalten ist und schmeckt auch Details viel besser heraus. Man kann selbst entscheiden, was man essen will und was drin ist. Man investiert Mühe und Zeit in sein Essen und freut sich später beim Verspeisen um so mehr, über eine warme Mahlzeit.

Ein weiterer Grund ist der preisliche Aspekt. Du wirst merken, dass ein Einkauf, bestehend aus frischen Produkten, deutlich günstiger ausfallen wird als zuvor. Auch das belegte Brötchen um zwei Euro im Supermarkt, das preislich nicht noch weiter zu unterbieten ist, ist selbst zubereitet noch einen riesen Schritt unter dem Preis des fertigen Brötchens. Gemüse kann am Anfang zwar teuer wirken, achtet man aber darauf, regionales und saisonales Gemüse zu kaufen, kostet eine Gemüsepfanne weniger als eine Tiefkühlpizza. Kochen kann auch entspannend wirken.

Viele nutzen das Kochen, um nach der Arbeit nach Hause zu kommen und abzuschalten. Man kann kreativ werden und immer wieder etwas Neues probieren und hat davon auch noch eine gesunde, warme Mahlzeit. Worauf wartest du dann also noch?

## Steh auf und genieße dein Frühstück

Das Frühstück ist die wichtigste Mahlzeit des Tages. Auch jede andere Mahlzeit sollte genossen werden. Niemals sollte etwas nur nebenbei gegessen werden. Man muss sich Zeit für sein Essen nehmen und jeden Bissen davon genießen. Am wichtigsten ist aber das Frühstück. Denn ohne ein sättigendes Frühstück werden wir im stressigen Alltag schon bald zur ersten Zwischenmahlzeit greifen, die mit hoher Wahrscheinlichkeit eine riesige Portion Zucker beinhaltet. Außerdem ist am Morgen der Stoffwechsel am aktivsten.

Doch was gehört zu einem gesunden Frühstück dazu?

Ein ideales Frühstück besteht im Grunde aus vier Dingen. Flüssigkeit, Energie, Vitamine und Eiweiß. Vor allem sollten um diese Uhrzeit reichlich Proteine und Kohlenhydrate aufgenommen werden. Vermeide Dinge wie Zucker und Fett so gut wie möglich, da diese nur für einen kurzen Zeitraum sättigen. Getrunken werden sollte am besten Wasser. Aber auch Getränke wie Tee oder Fruchtsäfte sind möglich. Zur richtigen Energiezufuhr am morgen eignen sich Kohlehydrate am besten. Ein Stück Brot aus Vollkornmehl oder Haferflocken mit Naturjoghurt sind die perfekten Energielieferanten für den Tag. Als Eiweißquelle dienen Milch, Joghurt und Käse am besten. Dazu noch Obst und Gemüse und das ideale Frühstück ist vollständig. Bleibt jedoch am Morgen nicht genügend Zeit für ein ausgiebiges Frühstück, kann auch ein Obst- oder ein Gemüse Smoothie zubereitet werden.

## Vermeide Süßes und trinke Wasser

Zähle doch mal zusammen, wie viel zwischendurch mal in der Süssigkeiten-Ecke landet. Oder fotografiere einmal alles, bevor es im Magen verschwindet. Du wirst dich wundern, wie viel süße Zwischenmahlzeiten wir in uns stopfen: Aaaach das ist ja nur eine Kleinigkeit: Alles summiert sich im Leben! Würde man bei jedem Gedanken an einen kleinen, süßen Happen einen Schluck Wasser trinken, würde man bestimmt leicht den täglichen Wasserbedarf decken können.

## Am Mittag ist Happy Hour

Wenn du es geschafft hast vom Frühstück bis zum Mittagessen durchzuhalten und nur Wasser zu trinken, dann herzlichen Glückwunsch. Zu Mittag darf man dann fast alles essen. Vermeide aber so gut wie möglich die schlechten Kohlehydrate, wie zum Beispiel Weißbrot und Cornflakes, und tausche Sie gegen gute Kohlenhydrate oder Gemüse! Gute Kohlenhydrate sind beispielsweise Vollkornbrot, Vollkornnudeln aber auch Nüsse. Noch besser als gute Kohlenhydrate sind gar keine Kohlenhydrate. Ein Stück Fleisch mit gut angerichtetem Gemüse oder

Salat ist ein guter Energielieferant für den Tag und kann durchaus bis zum Abendessen sättigend wirken.

## Nur Eiweiss am Abend

Esse am Abend an deinen Perfekten Tagen ausschließlich eiweißhaltige Nahrung wie Fisch, Fleisch, Eier, Milch, usw.... und vermeide auch hier wieder zwischen Mittag und Abend die Zwischenmahlzeiten zu vermeiden. Während tagsüber sehr viel Energie benötigt wird, wird abends versucht zu regenerieren. Durch die Zufuhr von Eiweiß arbeitet der Stoffwechsel viel intensiver und die Thermogenese hält deutlich länger an. Auch die Fettverbrennung wird erhöht. Eine kohlenhydratreiche Mahlzeit am Abend führt dazu, dass die Fettverbrennung gehemmt wird und somit auch alle anderen Abbauprozesse.

## Ungesüsster Kaffee hemmt den Hunger

Kaffee sorgt dafür, dass unser Stoffwechsel in Fahrt kommt und auf Höchstleistung läuft. Verantwortlich dafür ist das im Kaffee enthaltene Koffein. Das Koffein stimuliert das zentrale Nervensystem und steigert die Fettverbrennung. Es kommt zu einer Ausschüttung von Noradrenalin, Adrenalin und Dopamin. Die Herzfrequenz erhöht sich, der Blutfluss steigt und die Aktivität steigt. Es hemmt den Appetit. Trinkt man den Kaffee jedoch mit Zucker, nimmt man wieder eine Menge schlechter Kohlenhydrate auf. Nimmt man bei jeder Hungerattacke eine Tasse Kaffee zu sich, kann das auch negative Auswirkungen haben. Zu viel Kaffee kann zu Herzrasen, Sodbrennen und Schwindel führen. Wird Kaffee jedoch in Maßen genossen, kann es gut als Ersatz verwendet werden, um den Hunger zu stillen.

## Proteinshakes im Notfall

Ist der Hunger nach der letzten Mahlzeit des Tages immer noch da, kann ein Proteinshake Abhilfe schaffen. Wichtig ist, dass es der richtige Proteinshake ist, also nur wenige bis gar keine Kohlenhydrate und viel Eiweiß. Es sollte gut auf die Inhaltsstoffe geachtet werden. Empfehlenswert ist es diese Shakes mit fettarmer Milch zu mixen, da diese eher einen eigenen Geschmack mit sich bringen, mit dem nicht jeder etwas anfangen kann.

Proteine und auch Eiweiße setzen sich aus Aminosäuren zusammen und dienen dem Körper als Energielieferant. Anders als die anderen Energielieferanten, Fette und Kohlenhydrate, erfüllen Proteine jedoch noch viele weitere Funktionen und dienen als Baustoff für sämtliche Körperzellen. Ist also zu wenig Protein im Körper vorhanden, kann kein Muskelgewebe aufgebaut werden und erhalten bleiben. Sind zu wenige Proteine im menschlichen Körper vorhanden, kann die gewünschte Muskelmasse nur sehr schleppend aufgebaut werden. Eine Regeneration der geschädigten Muskeln ist so gut wie gar nicht möglich.

## Muskeln verbrennen am meisten Fett

Muskeln kann man im Grunde mit einem Motor vergleichen: Ein großer Motor verbraucht viel Benzin, ein kleiner Motor verbraucht wenig Benzin. Der Motor sind hier die Muskeln, das Benzin sind die Kalorien, also der Grundumsatz.
vergrößere also deinen Motor, um mehr Benzin im Standgas zu verbrennen!

Doch wie funktioniert diese Fettverbrennung durch die Muskeln?

Jeder Muskel besteht aus Muskelzellen. Jede dieser Zellen besteht zum Teil aus Mitochondrien, auch bekannt als "Brennofen der Zell". Durch diese Zellen gewinnt der Körper Tag für Tag seine Energie. Das in den Zellen enthaltene Mitochondrien wandelt das aufgenommene Fett und die Kohlenhydrate in Energie um. Werden nun die Muskeln trainiert und weiter aufgebaut, nimmt die Zahl der Mitochondrien zu und der Stoffwechsel arbeitet schneller. Erhöht man nun also die Zahl Mitochondrien durch zum Beispiel Krafttraining steigt der Grundumsatz und man verbrennt täglich deutlich mehr Kalorien als zuvor.

## Oberschenkel First!

Trainiere zuerst deine größten Muskeln. Das sind die Oberschenkel. Diese werden beim Training am schnellsten die größte Muskelmasse aufbauen. Diese helfen dann deinen Grundumsatz zu erhöhen. Übungen für ein Oberschenkeltraining sind beispielsweise Kniebeugen, Ausfallschritte oder auch der Scherenschlag. Es gibt noch viele weitere Übungen zum Aufbau der Oberschenkelmuskeln, doch jedem fallen andere Übungen leichter. Finde die, die zu dir am besten passen.

## Das erste Training

Beim ersten Training sollte auf vieles geachtet werden. Man sollte sich fragen "Will ich Ausdauer oder Kraft? ". Ist diese Frage geklärt, sollten jedoch noch ein paar Grundsätze eingehalten werden. Um ein effektives Training zu erreichen, sollte auf Diversität gesetzt werden. Wer nicht abwechslungsreich trainiert, vernachlässigt gewisse Muskeln und es kommt bald zu keinem Fortschritt mehr. Mindestens genauso wichtig ist ein regelmäßiges Training, um fit zu bleiben. Werden die Muskeln nicht täglich belastet, werden diese sich Tag für Tag weiter abbauen. Als Anfänger sollte man zwar an seine Grenzen gehen, es aber auf keinen Fall übertreiben. Hat sich der Körper an das Training gewöhnt, können immer weiter die Kraftreserven ausgeschöpft werden. Steigt man quer ins Training ein, ist es auch nicht ganz leicht zu wissen, wie die richtige Körperhaltung beim Krafttraining aussehen soll. Zuerst sollten die Bewegungen richtig gelernt werden, um Verletzungen durch zu große Gewichte zu vermeiden. Wird Ausdauer und Kraft trainiert muss auch beachtet werden, dass zuerst der Ausdauerbereich angesteuert werden sollte. Grund ist, dass bei einem Krafttraining es zu einer Milchsäurebildung und schneller zu einer Ermüdung kommt. Wird das Krafttraining vor dem

Ausdauertraining durchgeführt, so wird wesentlich weniger Fett verbrennt, als bei einem umgekehrten Training. Ist nach den ersten Tagen oder sogar Wochen noch nichts zu erkennen, verliere auf keinen Fall die Motivation. Nur durch regelmäßiges und abwechslungsreiches Trainieren ist es möglich, den Traumkörper zu erreichen. Auch kleine Steigerungen sind ein Fortschritt.

## Schlaf

Fühlt man sich einmal schlapp und hat am Abend keine Energie mehr für ein ausgiebiges Training ist das kein Problem. Schlafe! Beim Schlaf laufen die Wachstumshormone als Energiefresser auf Hochtouren. Wichtig ist nur, dass vor dem Schlafen gehen keine Kohlenhydrate aufgenommen werden.

## Stress

Versuche besonders bei Diäten Stress zu vermeiden. Die Stresshormone Adrenalin und Kortisol hemmen die Fettverbrennung und hindern dich beim Abnehmen. Wird einmal alles zu viel kann man sich eine kurze Auszeit nehmen oder ein Training starten. Viele nutzen das Training, um runterzukommen und sich richtig auspowern zu können. Der Kopf kann abgeschaltet und die Sorgen vergessen werden.

## Hilfsmittel

Macht man schon große Fortschritte und merkt, dass das Training auch Spaß macht, kann man langsam auch neue Hilfsmittel und Trackinggeräte kaufen. Wer sich ein eigenes, kleines Fitnessstudio aufbauen möchte, hat jederzeit die Möglichkeit, alle Muskelpartien zu trainieren und bei jedem Wetter die Möglichkeit Laufen zu gehen. Universalsportgeräte sind dafür ausgelegt so viele verschiedene Bereiche wie möglich zu trainieren und das von zu Hause aus. Geht man gerne Laufen können auch Trackinguhren und Apps verwendet werden, um genau zu sehen, wie weit man gelaufen ist, wie hoch der Puls dabei war und wie viele Kalorien verbrannt wurden. Gerade bei Anfängern ist es wichtig darauf zu achten, dass man keine zu hohe Herzfrequenz beim Trainieren hat. Ein zu hoher Puls kann dazu führen, dass die Fettverbrennung verhindert wird.

Auch Musik ist für viele ein perfektes Hilfsmittel. Hat man Musik an den Ohren vergeht die Zeit deutlich schneller und ist eine perfekte Motivation. Die Musik kann auch den optimalen Rhythmus für die Fettverbrennung angeben.

## Die Kleinigkeiten machen es aus

Jede für sich wird keinen Erfolg geben. Beachtet man aber mehrere summieren sich diese und es führt zu einem zusätzlichen Erfolg, ohne großem Aufwand.

Anstatt die Rolltreppe oder den Fahrstuhl zu nehmen, nimm doch einmal die Treppen.

Iss langsamer. Verschlinge nicht dein Essen. Genieße es. Die Sättigung setzt erst nach 15 bis 20 Minuten ein. Je langsamer gegessen wird, desto weniger muss gegessen werden. Und versuche auch Ablenkungen zu vermeiden. Am Bürotisch, vor dem Fernseher oder in der Bahn gibt es kaum die Möglichkeit sich voll und ganz auf sein Essen zu konzentrieren.

Füge zu jedem Dessert einen kleinen Löffel Zimt hinzu. Dieser kann kalorienreduzierend wirken und regt zusätzlich auch noch die Verdauung an.

Vermeide Medikamente zu kaufen, die als Nebenwirkung zu einer Gewichtszunahme führen können.

Vermeide so gut es geht Alkohol. Alkoholische Getränke haben oft nicht nur einige Kalorien, sie verhindern auch die Verdauung, da Alkohol vom Körper immer als erstes abgebaut wird. Die Verdauung der Lebensmittel wird verschoben oder sie werden erst gar nicht verdaut. Nicht verdaute Lebensmittel werden dann als Fettpolster gespeichert.

Gehe nicht zu oft essen. In Restaurants kannst du nie wissen was in deinem Essen steckt. Fest steht nur, dass oftmals sehr Fett aufgetischt wird. Zudem essen wir in der Regel auswärts auch mehr. Frei nach dem Motto:
"Ach komm, heute mache ich mal eine Ausnahme". Doch achte mal darauf wie sich deine "Ausnahmen" mit der Zeit summieren.

Kaufe dir kleinere und farbigere Teller. Befindet sich eine kleine Portion auf einem kleinen Teller, wirkt es so, als wäre es eine Riesenportion. Es lässt das Essen nach mehr aussehen. Farben können zudem den Appetit zurückschrauben. Auf einem roten Teller sieht die Mahlzeitig deutlich weniger schmackhaft auf. Ein blauer Teller wirkt eher abschreckend, da diese Farbe als Nahrungsmittel in der Natur kaum vorkommt. Das Auge verbindet damit also keine Nahrung.

Suche dir gleichgesinnte. Hat man jemanden mit dem man abnehmen will, kann man sich immer gegenseitig motivieren. Hat man niemanden weiß auch niemand ob man wirklich regelmäßig ins Fitnessstudio geht. Hat man aber Freunde oder Kollegen, die auch ihren Traumkörper erreichen wollen, kann man gegenseitig motivieren und darauf achten, dass auch die selbstgesetzten Regeln und Ziele eingehalten werden.

Drehe die Raumtemperatur runter. Vor rund 50 Jahren lag die durchschnittliche Raumtemperatur bei 18 Grad Celsius. Heute liegt diese bei etwa 21 Grad Celsius. Diese Erhöhung der Raumtemperatur hat dazu geführt, dass der körpereigene Ofen außer Gefecht gesetzt wurde. Beheizt wird der innere Ofen mit braunem Fett. Das braune Fett wandelt Energie in Körperwärme um und hält und somit warm. Dieses braune Fett bildet sich aber nur bei Kälte. Ist es dauerhaft warm und bildet sich kein braunes Fett wird weißes Fett produziert. Das weiße Fett macht sich damit bemerkbar, dass das Gewicht auf der Waage steigt.

Nutze deine Wochenenden und deine freien Tage. Das Wochenende wird oft dazu genutzt, um seine Energie wieder aufzutanken. Es endet mit Chips und Fertiggerichten vor dem Fernseher. Es mag im ersten Moment erholsam und entspannend sein, ist im Nachhinein aber nur ein Energiefresser. Ein Training macht müde und kostet zwar Energie, gibt aber insgesamt mehr Kraft und Energie für die Zukunft. Nutze also das Wochenende für kleine Krafttrainings, Spaziergänge oder für kleine Runden mit dem Fahrrad. So wird das Wochenende erholsamer als ein faules Wochenende auf der Couch.

Mache dir selbst keine Verbote. Verbietest du dir voll und ganz Süßigkeiten, wirst du vielleicht selbst schnell frustriert sein. Ein selbstgebackener Kuchen kann die Balance ganz gut halten. Oder nimm dir anstatt eines ganzen Eisbechers nur eine Kugel Eis in der Tüte. Es sind keine Unmengen an Kalorien und doch ist es ein Genuss.

Reduziere deine Zwischenmahlzeiten und verzichte auf Snacks. Wenn mal der Hunger zu groß wird ist zwischen Mittagessen und Abendessen eine kleine Mahlzeit kein Untergang, Versuche aber Snacks wie Schokolade, Chips oder Gummibären zu vermeiden und nimm dir von zu Hause ein selbst zubereitetes, beschmiertes Brot mit in die Arbeit. Es wird deutlich besser Sättigen und hat nur wenige Kalorien.

Gib nicht auf! Du wirst nicht ohne Rückschläge und schlechten Tagen deinen Traumkörper erreichen. Es wird auch einmal Tage geben an denen Ausrutscher passieren. An diesen Tagen kann es mal passieren, dass der Tag mit ungesunden Essen auf der Couch verbracht wird. Aber man sollte daraus lernen und neue Energie schöpfen und sich nicht deswegen die Motivation nehmen lassen. Niemand ist perfekt!

**Aller Anfang ist schwer**

Sind jedoch die ersten Tage und Wochen überstanden heißt es nur noch dranzubleiben. Hat man schon seinen Rhythmus gefunden und hält sich an seine Diät, kann man mit kleinen Änderungen noch größere Fortschritte machen. Stell dir deinen Wecker eine halbe Stunde früher, um vor der morgendlichen Dusche noch ein paar kleine Sportübungen durchführen zu können. Oder geh vor oder nach dem Abendessen noch eine kleine Runde laufen um, jeden Tag eine kleine Steigerung erkennen zu können.

## Warte nicht, Starte!

Reduktionsdiät heißt nicht nur Abnehmen. Der Gewichtsverlust ist nur ein Grund für eine Diät. Möglicherweise steigt auch die Lebensenergie und die Lebenslust, der Blutdruck sinkt, die Blutzuckerwerte sinken, man kann nachts besser schlafen und ist tagsüber nicht müde, sondern voller Energie, die Kleidung passt wieder besser und sitzt angenehmer, … Es gibt keinen Grund bei einer gewollten Diät nein zu sagen. Den meisten fehlt nur die Motivation und es wird kein richtiges **Ziel** gesetzt.

## Vielen Dank

Lieber Leser

Vielen Dank für dein Vertrauen und den Kauf dieses Buches. Ich hoffe ich konnte dir mit diesem Ratgeber helfen, deine Ziele richtig zu stecken, deine Motivation zu finden und dein Wunschgewicht an deinem Zieldatum zu erreichen!

Falls dir dieser Ratgeber gut gefallen hat, würde ich mich über ein Feedback freuen!

Hinterlasse bitte deine ehrliche Meinung.

Vielen Dank im Voraus!

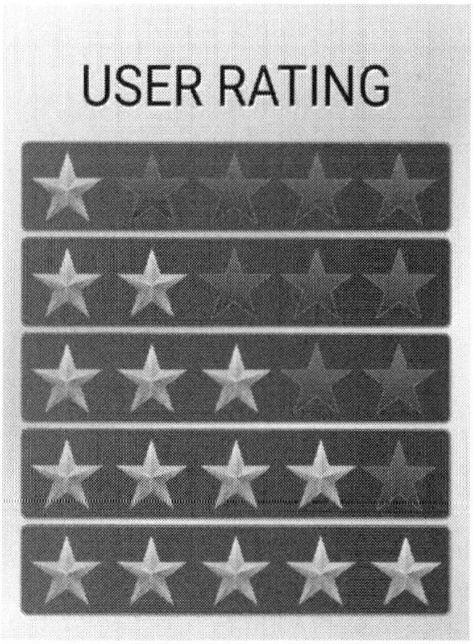

Kontakt: Elvis Icic/ Grünweg 2/2502 Biel
Coverfototo: Depositphotos.com

Printed in Poland
by Amazon Fulfillment
Poland Sp. z o.o., Wrocław

52113891R00026